ématologie
e la Campagne
de Rome.

P. 1851.

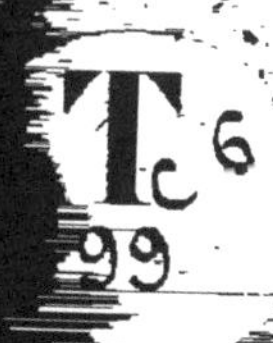

CLIMATOLOGIE

ET

CONSTITUTION MÉDICALE

DE LA

CAMPAGNE ET DE LA VILLE DE ROME,

EN 1849 ET 1850.

PAR M. ARMAND,
Chirurgien aide-major au 36e régiment d'infanterie de ligne.

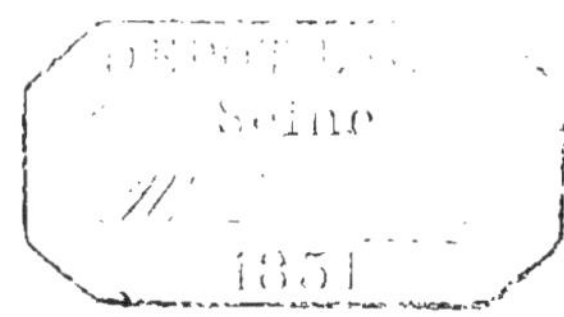

PARIS
LIBRAIRIE MILITAIRE DE J. DUMAINE,
(Ancienne maison Anselin),
RUE ET PASSAGE DAUPHINE, 30.

1851.

CLIMATOLOGIE

ET CONSTITUTION MÉDICALE

DE LA CAMPAGNE ET DE LA VILLE DE ROME

EN 1849 ET 1850.

Un médecin connaissant le climat de Rome, appelé à déterminer le moment le plus opportun pour venir en étudier les effets sur la santé d'une agglomération d'hommes, eût assurément désigné l'époque où le corps expéditionnaire a abordé en Italie, c'est-à-dire le milieu du printemps. C'est la saison de l'année où la température est la plus douce, où les maladies sont en moins grand nombre ; aussi l'état sanitaire des troupes françaises était-il très-satisfaisant dans les premiers temps de leur arrivée. C'était donc la circonstance la plus favorable pour suivre l'armée qui s'engageait dans la campagne de Rome, et pour contrôler, jour par jour, les modifications qui allaient être imprimées à l'organisme par les influences de ce nouveau milieu, influences que devaient bientôt favoriser encore les fatigues de la guerre durant la saison des chaleurs ou de la *mal'aria*. Cette étude devenait d'autant plus intéressante que l'insalubrité de l'*Agro romano*, quoique généralement reconnue, a été sinon niée, du moins considérablement amoindrie par quelques médecins. Puis, il était intéressant aussi, après avoir observé en Afrique, de vérifier jusqu'où pouvaient aller les analogies médicales entre les deux climats, et de quelle utilité l'expérience acquise dans celui-là pouvait être dans celui-ci. C'est sous l'empire de ces préoccupations que nous avons noté ce que l'observation journalière nous a fourni d'important de la fin d'avril 1849 à pareille époque 1850, et dont le résumé va faire l'objet de ce mémoire.

CLIMATOLOGIE. *Topographie générale.* La Campagne de Rome est comprise entre l'Apennin ou ses ramifications et les rives de la mer Tyrrhénienne, c'est-à-dire entre un grand arc montagneux dont le littoral serait la corde, et

1.

dont, pour continuer notre comparaison, le Tibre, représenterait la flèche. L'extrémité nord-ouest de l'arc montagneux s'avance, à la hauteur de Palo, presque jusqu'au bord de la mer. De ce point, les montagnes de l'Etrurie courent du nord à l'est en formant la chaîne du Cimino à laquelle succèdent, vis-à-vis le mont Oreste (le Soracte), les montagnes de la Sabine. C'est en face de ces dernières que la Campagne de Rome a sa plus grande profondeur, puis elle se restreint au sud, par le contour des monts Albains qui la séparent des marais Pontins, aux environs de Velletri. Dans sa plus grande longueur, du nord-ouest au sud-est, de Palo à Velletri, la distance est de 53 milles (1) 20 lieues environ; dans la plus grande largeur, du nord-est au sud-ouest, de Tivoli à Ostie, il y a 30 milles. C'est au point d'intersection de ces deux lignes que Rome s'étale sur l'une et l'autre rive de son fleuve. « Nous avions à notre gauche l'Apennin, le prospect du pays, bossé, plein de profondes fendasses...... le territoire nud, sans arbres, une bonne partie stérile. » Cette esquisse convient encore à la Campagne de Rome, comme au jour où Montaigne la formulait. Celle-ci, offre en effet dans toutes les directions, des ondulations de terrain constituées par des séries de mamelons nus, séparés les uns des autres par des ravins ou des vallons profonds, dans l'un desquels Rome disparaît presque entièrement, masquée qu'elle est par ses collines historiques. C'est pour cette disposition qu'on dit la Campagne et non la plaine de Rome. Cependant, considérée dans son ensemble d'un point culminant, les accidents de terrain s'effacent avec la distance, et l'on saisit les lignes d'un vaste horizon se dirigeant en plan incliné de l'Apennin à la mer.

Sur cette immense étendue où florissaient, il y a plus de vingt siècles, les nombreux centres d'habitation du Latium, au milieu de riches cultures, le temps a semé partout la désolation. Aussi, le souvenir du passé rend-il plus sensible encore le morne silence de ces vastes solitudes qui n'offrent,

(1) Le mille vaut près de 1,500 mètres.

et n'offriront jamais peut-être que des tombeaux. A part quelques oasis clair-semées, ce ne sont que vastes et maigres pâturages, délimités par de simples barrières, dans lesquels paissent de nombreux troupeaux de bœufs, de buffles, de chevaux et d'espèces ovines. Puis çà et là quelques cabanes en chaume, et, par intervalles, des chapelles isolées et vides comme les marabouts des plaines africaines.

La végétation n'offre guère, sur la plus grande surface de la monotone campagne de Rome, que les humbles espèces des prés. Les céréales n'en occupent que des portions plus restreintes. De vastes jachères sont envahies par les fougères, les genêts, les chardons, pendant que les églantiers, les aubépines, les grenadiers, les jujubiers, enlacés par des ronces et des lierres, projettent des voûtes touffues sur les anfractuosités des ravins. Les ricins, les sureaux et surtout les lauriers forment généralement les haies de clôture. Les joncs et les roseaux recherchent les bas-fonds qu'on réserve le plus souvent pour la culture de l'arundo donax dont on fait grand usage, la canne étant le support communément donné à la vigne qui prospère sur les coteaux avoisinant la ville, particulièrement sur ceux qui s'élèvent au pied des monts Albains. Ce n'est aussi qu'à la limite de la ceinture montagneuse que l'arboriculture étale ses vergers d'arbres fruitiers, ses riches bosquets d'oliviers auprès desquels le mûrier est rare. Dans une région supérieure commencent les bois de chênes verts et de chênes liéges, d'ormes, de lentisques, de châtaigniers, de hêtres, de caroubiers, etc. Les pins parasols et les cyprès indiquent de loin les villas dans les jardins desquelles se trouvent relégués les orangers, les citronniers, les myrtes, les magnoliers, le grand palmier, le chamerops humilis, l'aloès et les cactus.

Le sol est généralement de nature ignée; les nombreux cônes des montagnes sont presque tous d'anciens cratères; la lave basaltique, les scories mélangées à la pouzzolane dominent dans ces terrains volcaniques qu'agitent encore de fréquentes secousses de tremblements de terre (1), et qui

(1) Ces secousses, à certaines époques, se font sentir d'une manière pres-

servent de base, à mesure qu'on se rapproche de la mer, à des terrains coquilliers ou subapennins, à des grès et calcaires, tels que le pipérin d'Albano, le travertin de Tivoli, aux tufs granulaires renfermant les sablonnières, à des couches de marne, d'argile, de sable, tantôt en gisements considérables et mélangés, tantôt en stratifications alternées que recouvrent enfin des dépôts d'alluvions.

L'inclinaison générale du sol de l'Apennin à la mer permet à tous les cours d'eau de trouver un écoulement facile. Il y a cependant, dans l'intérieur des terres, quelques lacs où des eaux limpides ont pris, dans l'infundibulum d'anciens cratères, la place de la lave incandescente, comme ceux de Bracciano, de Gabies, d'Albano, de Nemi, ou qui contiennent des eaux sulfureuses, comme les trois petits lacs que forment les eaux Albulées, dans la plaine Tiburtine, et qui se déversent à plein canal dans la petite rivière de l'Anio. Quant au Tibre, ses ondes rendues bourbeuses par de l'argile blanche qu'elles tiennent en suspension, roulent dans un lit profondément encaissé entre le double gradin des berges. Les gradins inférieurs contiennent les eaux en temps ordinaire; au-dessus se voient, mais bien plus distants l'un de l'autre, les gradins qui ont été façonnés par les crues extraordinaires qui surviennent à de très-grands intervalles, car on n'en compte que dix-sept avant l'ère vulgaire, et quarante-neuf du 1er siècle à 1806, soit une par période de quarante à cinquante ans environ. Ces crues, qui ont coïncidé tantôt en automne avec des pluies prolongées, tantôt au printemps avec la fonte de quantités considérables de neiges dans les Apennins, sont arrivées parfois à inonder quelques quartiers de la ville, mais ne sauraient inonder au loin la campagne par suite de la disposition accidentée des terres et de la hauteur des berges, qui reste toujours considérable, soit en amont, soit en aval de Rome. Aussi, un fait facile à constater en explorant le cours du fleuve, c'est que

que continue. En 1837, la population de Frascati, tenue constamment en émoi, quitta la ville qui menaçait de crouler, et fut camper sur l'esplanade, se logeant à la mode de Diogène visité par Alexandre.

nulle part il ne forme ou alimente des étangs ou des marais permanents.

Une question se présente ici : le lit du Tibre s'est-il excavé depuis les temps historiques, ou, au contraire, comme celui du Pô, s'élève-t-il insensiblement ? Si nous réfléchissons que des restes de quais, une partie de la proue du navire en pierre qui portait le temple d'Esculape (1) sur les bords de l'île Tibérine, des piliers des ponts Sublicius et Palatin, tous vestiges datant environ de deux mille ans, restent découverts aux basses eaux ; que surtout le niveau du Tibre est toujours au-dessous de celui de l'égout *Cloaca Maxima*, creusé il y a deux mille quatre cent cinquante ans, nous pourrions affirmer, en toute sécurité, que si le lit ne s'est pas considérablement creusé, il ne s'est pas du moins exhaussé.

Si, en thèse générale, la Campagne de Rome n'est pas marécageuse, on ne saurait en dire autant du littoral. Dans le voisinage d'Ostie et de Fiumicino, points où ont leur embouchure les deux branches du Tibre qui embrassent le Delta de l'île sacrée, se trouvent les deux étangs salés de Ponente et de Levante, qui sont comme les anciennes salines, à six lieues de Rome. On donne généralement beaucoup d'importance à ces étangs ; nous devons cependant faire remarquer que leur surface, réunie à celle des quelques petits lacs éloignés que nous avons cités, réunie si l'on veut encore à toute la surface du Tibre, n'est pas au reste de la surface de la campagne de Rome ce que le bassin d'une fontaine est à une grande ville. Quant aux marais Pontins,

(1) A l'occasion d'une peste, une députation, envoyée à Épidaure au temple d'Esculape, en rapporta un serpent protecteur qui fut confiné dans l'île Tibérine, appelée depuis Lycaonie. Un temple, ayant pour base le vaste pont d'un vaisseau en pierre qui porta aussi les temples de Jupiter et de Faune, y fut érigé au dieu de la médecine, auquel des tables votives rapportaient les cures du portique opérées par les prêtres (*aut potiùs naturâ*). On voit encore, à tribord, les images du serpent et d'Esculape. Ces lieux, comme tant d'autres, changeant de maîtres n'ont pas changé de destination : aux prêtres, ont succédé des moines ; l'ancien portique est l'hôpital, et le temple l'église de Saint-Bartholomeo.

ils ne sont pas compris dans le territoire de la Campagne de Rome proprement dite, car ils sont relégués au delà du massif des monts Albains, à plus de 12 lieues de la ville. C'est à tort que les étrangers, connaissant la prédominance des fièvres dans la Campagne de Rome, l'ont dotée de marais qu'elle n'offre pas, à l'exception de quelques points du littoral ; d'autre part, c'est à tort également que quelques médecins romains, appuyés de la connaissance topographique de leur pays, qu'ils affirment n'être pas marécageux, ont cru être autorisés à le donner comme plus sain qu'il n'est réellement.

Météorologie. Bien qu'on admette que l'Italie est sous un des plus beaux ciels de l'Europe, les intempéries des saisons ne laissent pas de sévir dans la Campagne de Rome. Le printemps y est pluvieux et très-variable ; en été, les chaleurs sont accablantes, et l'hiver nous a valu des rigueurs qui ne le cèdent en rien à celle des hivers ordinaires du centre de la France.

Des vents. La nomenclature anémologique de Rome est très-variée ; ainsi, le vent du nord est aussi le tramontana ; le nord-est, le cœcias ou grœco ; le nord-nord-ouest, le borée ou l'aquilon ; le nord-ouest, le corus ou maëstro ; l'est, le subsolanus, apeliotes, ou levante ; le sud, l'auster, le notus ; le sud-est, l'eurus ou le vulturne, l'africus, le libeccio ; l'ouest, le favonius, le ponente.

Le vent du nord est dominant ;

Le vent du sud est fréquent ;

Le vent d'ouest l'est moins ;

Le vent d'est ne s'observe qu'exceptionnellement ; c'est ce qu'expriment les chiffres ci-après :

Dans une période de cent jours, le vent du nord souffle.	58 fois
Le vent du sud.	30
Le vent d'ouest.. . . . . , ...	11
Le vent d'est.	1
Total.	100 fois

Dans les temps calmes, les brises boréales se font sentir

dans la matinée, pour le céder dans l'après-midi aux brises du sud-sud-ouest. Ces brises de mer, qui règnent habituellement tous les soirs, *apportent leur fraîcheur et surtout leur grande humidité dans toute l'atmosphère.* En été, bien des gens vêtus à la légère, les regardant comme d'agréables tempérants des chaleurs de la journée, s'en laissent inconsidérément caresser, et paient fréquemment cette imprudente satisfaction de troubles notables dans leur santé. Le vent d'ouest exerce les mêmes influences, mais plus marquées encore, par le froid humide qu'il répand. Plus l'abaissement de température est sensible, et plus sûrement on peut le considérer comme le précurseur de la pluie. Le vent du nord, quand il déverse ses raffales refroidies par les cîmes des Apennins dans la Campagne de Rome, est plus particulièrement désigné sous le nom de tramontane. Elle coïncide avec le mistral de la France, dont elle est congénère. La violence avec laquelle elle fouette même les localités comme Tivoli, Frascati, situées au pied des premières pentes de la ceinture montagneuse qui forme le rempart naturel du bassin du Tibre, est une réfutation péremptoire de cette assertion tendant trop facilement à faire admettre que les chaînes de montagnes abritent efficacement des vents ; à peine en modifient-elles la direction sans en diminuer sensiblement l'intensité. Le vent du sud, desséchant tout, lors des chaleurs, de ses bouffées embrasées, est appelé sirocco. Ce redoutable enfant des déserts de la Lybie ne tempère que faiblement ses ardeurs en glissant à la surface de la Méditerranée, et, pour n'être pas aussi brûlant qu'en Algérie, il n'en est pas moins, pour l'Italie méridionale, un visiteur très-incommode et très-dangereux. Ces deux courants principaux, tantôt par leur action extrême, tantôt par leurs alternatives fréquentes, occasionnent de brusques variations de température, exercent une pernicieuse influence sur la santé, et constituent un des plus grands dangers auxquels l'homme soit exposé dans la Campagne de Rome.

Hygrométrie. L'état hygrométrique de l'atmosphère de Rome est très-prononcé : presque tous les vents lui apportent de l'humidité; tels sont le nord-ouest, l'ouest, le sud et le sud-est. De même les brises de mer qui s'élèvent quotidiennement, excepté les soirs où la tramontane souffle avec impétuosité, poussent sur la Campagne de Rome les vapeurs de la Méditerranée. Aussi l'air frais et humide est-il déjà sensible avant le coucher du soleil, pour augmenter encore avec le serein qui tombe abondamment et les fortes rosées qui se condensent à la surface du sol, par suite du refroidissement prononcé qu'il subit dans les matinées. Un autre indice irrécusable de la grande humidité de l'atmosphère se trouve dans la fréquence des brouillards qui apparaissent en toute saison, mais se condensent, plus épais, le long du littoral et du cours du Tibre, au point d'y retarder les mouvements de la navigation parfois bien avant dans la matinée (1). Cet état nébuleux n'a pas échappé aux touristes, qui s'accordent à dire que l'azur de l'Italie méridionale passe déjà au gris sur les Etats Romains.

Les pluies viennent, à leur tour, apporter leur contingent. La quantité d'eau qui tombe annuellement à Rome peut être évaluée à 85 centimètres, fournis, on pourrait dire exclusivement par l'automne, l'hiver et le printemps, car il ne pleut presque pas en été. Voici, sur ce point, le relevé de notre journal :

Le 29 avril, un orage éclate sur la vallée du Tibre ; le 30, le même phénomène se passe plus particulièrement sur la rive gauche.

En mai, grande pluie le 11 et le 26 (2).

A la mi-juin, les averses de deux orages inondent les travaux de tranchée.

En juillet et en août, pas une goutte d'eau ne tempère la chaleur ardente.

---

(1) Nous avons notamment observé cette particularité, lors des évacuations de malades par mer sur Civita-Vecchia.

(2) Nous ne notons que les pluies que nous avons essuyées, mais il nous est arrivé fréquemment, en mai en particulier, de voir des orages se passer, sans nous atteindre, sur tel ou tel point de la campagne de Rome. Ce n'était pas un des phénomènes les moins curieux de son horizon si fantastique, surtout pour les effets de lumière.

Les pluies reparaissent à la mi-septembre, pour se reproduire le 23, le 26 et le 28.

Jours pluvieux d'octobre : le 3, le 6, le 8, le 11, le 12, le 14, le 22.

En novembre, pluie le 3; pluie et grêle le 16 ; pluie le 20, le 23, le 24, le 26, le 27, le 28.

Jours pluvieux de décembre : 5, 8, 9, 10, 11.

Pluie mêlée de grêle le 27.

Le 28, il tombe quinze centimètres de neige.

En janvier, pendant qu'il pleut à Rome, les 4, 5, 7, 8, 11, 12, 15, 16, 17, 18, 26, 27, 28, la neige descend jusqu'au pied des montagnes voisines.

En février, du 1er au 4, il bruine par intervalles. Pluie le 5 et le 6.

Pluie mêlée de grêle le 13.

En mars, légère pluie le 11 au soir. Grande pluie d'orage, mêlée de grêle le 15.

Le 22, pluie mêlée de grésil	avec giboulées par intervalles.
Le 24, *idem*	
Le 27, grande pluie	

En avril :	2 et	3		temps pluvieux.
	8	9		*idem*.
		10		grande pluie.
	12	13		temps pluvieux.
	17	18		*idem*.
	21	22		grande pluie.
	23	24		légère pluie.
	25	26	29	grandes pluies.

Les données qui précèdent nous fournissent les chiffres suivants :

Jours de pluie 1849	en mai	2
	en juin	2
	en juillet	8
	en août	0
	en septembre	5
	en octobre	7
	en novembre	8
	en décembre	7

1850	en janvier.	13
	en février.	5
	en mars.	5
	en avril.	16
	TOTAL. . .	70

Ce chiffre, non compris sept jours de neige, est bien au-dessous de celui de la moyenne des pluies qui est de 114, et n'a pas dépassé de beaucoup le minimum 56, observé dans une période de 39 ans (en 1828).

Température. En abordant en Italie, la température nous parut notablement plus douce que dans le midi de la France. Il est vrai que, lors de notre embarquement (1), le mistral, mêlé de pluie, soufflant avec violence, nous retint au port jusqu'au 23 avril au matin ; mais, tout en tenant compte de cette particularité, la chaleur était bien plus élevée à Civita-Vecchia qu'elle ne l'avait été aux derniers jours calmes que nous avions passés à Marseille. Toutefois, la chaleur ne fut réellement forte que vers le dernier tiers de mai, sous l'influence du vent du sud. A cette époque, le séjour sous la tente devint incommode au point de nous forcer à recourir aux cabanes en branchages et aux gourbis, ces abris d'importation algérienne.

Les chaleurs de juin s'élevèrent davantage encore, accrues qu'elles furent par plusieurs journées de sirocco. En même temps, l'atmosphère était lourde et humide, et rendue plus débilitante par les brouillards du matin. Dès lors,

(1) Quelques dates sont nécessaires pour faire connaître la position des troupes à diverses époques :
Débarquement à Civita-Vecchia, le 25 avril 1849.
Marche sur Rome, le 28 et le 29.
Attaque le 30.
Retraite sur Palo, du 1er au 3 mai.
Retour offensif, le 10.
Commencement des opérations du siége, le 3 juin.
Premier assaut, le 21.
Deuxième assaut, le 30.
Entrée dans Rome, le 3 juillet. Occupation, les jours suivants, d'Albano, de Frascati, de Tivoli et de Viterbe.

nous pûmes pressentir que juillet et août nous réservaient des ardeurs caniculaires qui ne le céderaient guère en intensité à celles d'Afrique. Cette prévision fut bientôt justifiée en effet avec ses fâcheuses conséquences, je veux dire l'aggravation énorme de l'état sanitaire des troupes. Durant la période des chaleurs, le thermomètre, à l'ombre, en lieu réputé frais, se maintint habituellement, au milieu du jour, à 28° cent., et à 32° par les journées de sirocco.

Hâtons-nous d'ajouter qu'on resterait bien au-dessous de la réalité si on supposait que c'est là le maximum de chaleur que nous ayons supporté. Il faut bien y ajouter pour approcher de la température à laquelle on était soumis à l'exposition perpendiculaire des rayons du soleil, soit aux camps, soit dans les boyaux de tranchée, ou sur tout autre point du théâtre des opérations du siége jusqu'aux premiers jours de juillet, et plus tard, après notre entrée à Rome, dans toutes les courses nécessitées par les exigences du service. La chaleur a persisté aussi intense pendant les premiers jours de septembre, mais, à la réapparition des pluies, le thermomètre, resté à 28°, est tombé à 22°. On voit que l'époque des chaleurs, pour 1849, a été de la fin de mai à la mi-septembre, soit de quatre mois, durant lesquels précisément les troupes ont été soumises à tous les dangers, à toutes les fatigues qu'entraînent les opérations variées d'un long siége suivi d'une occupation pénible et d'une installation défectueuse. La température de la première quinzaine d'octobre a été de 21°; elle n'a été que de 19° pour la seconde. En novembre, son abaissement est plus sensible; elle est, pour la première quinzaine, de 15°, pour tomber successivement à 13, 11, 10, 5°, et jusqu'à zéro le 29 au matin du même mois. L'échelle descendante de la température des mois précités peut donc s'établir de la manière suivante :

Juillet.	Août.	Septembre.	Octobre.	Novembre.
28°	28°	28°-22°	21°-19°	15°-10°-5°

Les moyennes des maxima, d'après M. Cacciatore, seraient comme il suit pour les mois de

Mai.	Juin.	Juillet.	Août.	Septembre.	Octobre.
26° 4	30°,4	33°	33°,2	30°,5	25°,1

Enfin, d'après les observations de plusieurs années, les oscillations thermométriques, s'effectuant entre 4° sous zéro et 38° de chaleur, auraient fourni les moyennes suivantes :

Température moyenne de l'année.	15°,7
de l'hiver.	7°,6
du printemps.	14°
de l'été.	23°,9
de l'automne..	17°
du mois le plus chaud.	25°
du mois le plus froid.	5°,1

Saison des froids. Nos observations thermométriques prises à Frascati (1) à midi, dans l'intérieur d'un appartement sans feu, exposé au nord et fréquemment aéré, nous donnent pour moyennes de température :

6° à la 2e quinzaine de décembre;
5° à la 1re } . . . . de janvier;
6° à la 2e }
10° à la 1re. . . . de février;
11° à la 1re } . . . . de mars;
8° à la 2e }
12° à la 1re } . . . . d'avril.
15° à la 2e }

Les premières gelées ont apparu le 29 novembre et se sont montrées très-fréquemment dans les matinées de décembre. Le plus souvent, le soleil de midi fondait les glaçons, mais ils persistaient dans les expositions au nord et à l'ombre, surtout dans la deuxième quinzaine. La sensation de froid était d'autant plus incommode que cette température contrastait davantage avec celle de l'été.

Le 27 décembre, nous eûmes une pluie mêlée de grésil, et, le 28, il tomba quinze centimètres de neige. Cette neige

(1) La température de Frascati, situé sur les premières pentes des monts Albains, est en moyenne de 3° au-dessous de celle de Rome.

couvrit la Campagne de Rome jusqu'au 5 janvier, et fondit en partie ce jour-là par la pluie qu'amena le vent du sud. Il neigea de nouveau du 6 au 7 janvier, mais les pluies des jours suivants reculèrent la limite des neiges jusqu'aux premiers gradins des Apennins dont les cîmes restaient blanches en permanence. Aussi pouvait-on répéter avec Horace :

Vides ut alta stet nive candidum Soracte.

Ce n'est qu'à la seconde quinzaine de février que la colonne thermométrique a quitté le voisinage de zéro pour osciller entre 6 et 10°.

Depuis plusieurs jours la végétation était en pleine activité dans la première quinzaine de mars, les arbres fruitiers étaient en fleurs, et déjà nous pensions être au printemps par anticipation, quand, à la suite d'un grand orage, le 15, suivi d'un abaissement très-considérable de température, le 17 et jours suivants sont venus nous prouver que nous avions témérairement compté sans leurs giboulées et leurs glaçons. En effet, du 17 au 27 mars, nous avons eu de la glace tous les matins ; le 20, il est tombé six centimètres de neige, et du grésil le 22 ; enfin le 24, le 25 et le 26 nous ont assaillis de leurs giboulées. Ainsi, des gelées très-fréquentes, des pluies et des neiges, et les raffales glaciales de la tramontane ont signalé d'une façon très-marquée la saison froide de 1849-1850, qui a duré de la fin de novembre à la mi-février, pour finir par une rude recrudescence durant la deuxième quinzaine de mars.

Notons toutefois que, d'après le témoignage des Italiens, l'hiver a été plus rigoureux que de coutume, ce qui paraît avoir été un fait général, car de toutes parts, dans le Levant et en Algérie, on a signalé des froids considérables, phénomène que les astronomes expliquent par le nombre et la grandeur des taches solaires observées cette année (1). Nous ne nous hâterons donc pas d'en conclure que la climature

---

(1) Forster de Bruges.

de l'Italie centrale est changée; ce n'est là qu'un fait accidentel comme on en trouve rapportés par les auteurs anciens. Tite-Live s'exprime ainsi, en parlant d'un hiver exceptionnellement rigoureux : « *Insignis hyeme gelida ac nivosa fuit adeo ut via clausa Tiberis innavigabilis fuerit.* »

Cette année, le Tibre a bien chassé quelques glaçons, mais non pas au point d'interrompre la navigation.

Pathogénie. Nous venons d'analyser les éléments du climat en les isolant, pour éviter la confusion, mais il est indispensable de s'en figurer par la pensée, l'action synthétique. Aussi, prenant les deux saisons les plus tranchées, ou, pour mieux dire, les deux saisons qui se partagent l'année entière, celle des chaleurs et celle des froids, nous verrons la première, nettement établie dès le milieu du printemps, entretenir tout l'été la température à un degré très-élevé; l'humidité se joindre à la chaleur pour fournir une double cause de perturbation et de débilité. Les courants aériens viendront y ajouter l'influence de leurs brusques alternances : tantôt par un temps calme, par une chaude matinée on se sentira inopinément saisi par des courants frigorifiques aussi incisifs que passagers, produits par l'échauffement inégal des couches de l'atmosphère. Tantôt, les embrasements du sirocco refouleront les courants du nord auxquels succèderont souvent les vents humides et froids de l'ouest et du nord-ouest. D'autres fois, un soleil étincelant sera tout à coup masqué par un ciel nuageux, accompagné de décharges électriques et d'ondées. Toutes ces variations pourront avoir lieu dans la même période diurne qui, en temps le plus favorable, offre toujours néanmoins le froid pénétrant du matin, la chaleur intense de midi et le frais humide de la brise de mer vers le soir. Puis, les ardeurs de la journée feront place à l'abaissement de température des nuits, rendu plus sensible par l'abondance du serein et de la rosée. Les variations atmosphériques ne bornent plus leurs brusqueries au nycthémeron ; c'est aussi de saison à saison qu'elles ont lieu. Ainsi, aux ardeurs caniculaires de l'été succède, presque sans transition, la saison froide commençant avec les pluies d'automne. Alors, comme en hiver, le soleil ne frappe de ses rayons encore ardents que pour faire sentir plus vivement les rigueurs de l'aquilon ou du froid humide du vent d'ouest rembrunissant l'horizon, ou des gelées de l'hiver dont le froid est intense par rapport aux chaleurs brûlantes de l'été. En somme, intensité et variabilité d'action de tous les éléments atmosphériques, voilà ce qui constitue les deux traits principaux du climat de Rome, que nous appellerons avec raison un climat excessif.

En Afrique, nous pouvions dire que les affections dominantes étaient les fièvres d'accès, escortées par la dyssenterie. Ici, bien que la dyssenterie ne soit pas inconnue, les fièvres règnent en souveraines; endémiques dans les autres saisons, elles deviennent endémo-épidémiques en été, sur de prodigieuses proportions, car elles sont à la dyssenterie :: 20 : 1.

Disons d'abord sur quelle base d'observation nous allons nous appuyer. De tous les groupes d'hommes dont se compose une armée, le bataillon est sans contredit le plus favorablement constitué pour permettre au chirurgien qui en a le service de santé et qui l'accompagne partout de contrôler d'une manière incessante les influences qu'exerce sur l'état sanitaire le milieu où l'on se trouve. Huit compagnies, chacune de cent hommes en moyenne, forment un effectif assez considérable pour lui offrir des éléments suffisants d'observation, sans excéder les limites qui permettent d'en embrasser tous les détails. Un autre avantage consiste, en ce qu'il ne perd jamais de vue les hommes qui sont l'objet de cette observation, c'est-à-dire, qu'assistant aux prodromes et au développement des affections, il contrôle plus tard la marche de la convalescence, les guérisons confirmées ou les rechutes, et qu'il possède, en un mot, sur l'issue définitive des maladies, des documents statistiques qui presque toujours font défaut dans les hôpitaux. Le bataillon qui nous a fourni la plupart des documents suivants était des premières troupes débarquées; il a rayonné dans diverses directions dans la Campagne de Rome; il a fait partie de celles auxquelles sont plus particulièrement échus les travaux et gardes de tranchée; après avoir pris part aux assauts, il a séjourné dans les quartiers réputés malsains du Transtevère; plus tard, il a été cantonné au pied de l'Apennin, il s'est donc trouvé dans les conditions voulues pour que son état sanitaire puisse donner une idée exacte de la constitution médicale pendant l'année que nous venons de passer dans l'Italie centrale.

Nous avons dit qu'à notre embarquement nous avions été en butte au froid humide; son action n'eut pas de prise sur le plus grand nombre, mais elle produisit chez quelques-uns des angines et des diarrhées; plusieurs eurent, à notre troisième journée de navigation, des accès de fièvre, de première invasion chez les uns, ou récidivée chez d'autres; quelques-uns seulement furent laissés à Civita-Vecchia.

Aux premiers jours de mai, le mouvement des ambulances fut considérable, mais il fut à peu près exclusivement alimenté par les blessés de la journée du 30 avril. La fin de mai, par des journées de sirocco, fournit déjà quelques accès pernicieux sur les plateaux d'Acqua-Traversa, en amont de Rome. En juin, il en fut de même, sans que cependant les cas de fièvre fussent nombreux, car nous n'avons eu, en mai, que 15 fiévreux, et 21 en juin entrés aux ambulances, proportion faible sur un effectif de plus de 800 hommes.

Cet état sanitaire ne répondait pas à certaines prédictions sinistres basées sur ce qu'on observe habituellement chez les travailleurs de la Campagne; elles étaient fondées, peut-être, mais trop hâtives d'un mois. En effet, quelle que soit l'inclémence d'un milieu, l'organisme réagit toujours un certain temps contre ses influences avant de les traduire en formes morbides. De plus, en invoquant les analogies du climat de Rome avec celui de l'Algérie, où les mois d'avril, de mai, de juin sont les plus favorables pour les expéditions, on pouvait prévoir, qu'avant juillet, les troupes françaises ne seraient pas trop maltraitées par les maladies.

Mais il n'y avait pas à se faire illusion, ni à compter sur l'immunité. Placés au centre de ce vaste miroir concave, tourné au sud, que forment l'encadrement et l'inclinaison du sol, exposés aux rayons d'un soleil ardent, aux brusques variations atmosphériques, à l'humidité froide des nuits transformée en vapeur d'étuve chaque jour, en butte aux fatigues et aux privations de diverses natures, avisés sur les maladies du lieu, tenus en éveil par un certain nombre de fièvres et d'embarras gastriques, nous devions les considérer comme les précurseurs de la saison endémo-épidémique.

Nous n'eûmes pas trop à souffrir des premiers jours de juillet qui suivirent notre entrée dans Rome. Fallait-il se hâter d'en conclure que nous étions désormais à l'abri? Non, sans doute; c'eût été s'endormir dans une fausse sécurité, car la fièvre frappe *intrà* comme *extrà-muros* ceux qui lui offrent prise; le milieu et la fin de juillet, août et septembre nous en ont donné des preuves trop multipliées.

Topographie de Rome. Avant de dire comment on contracte la fièvre dans Rome, énumérons quelques données sur sa topographie. Nous avons vu que le sol de la campagne de Rome est ondulé; il en résulte que le Tibre, en y creusant son lit, a laissé, sur l'une et l'autre rive, des séries de monticules dans la plus grande partie de son cours. C'est sur l'un de ces monticules situés sur la rive gauche, sur le Palatin, que Romulus jeta les premiers fondements de la ville qui devait perpétuer son nom, et qui s'étendit successivement sur l'Aventin, le Capitolin, l'Esquilin, le Cælius, le Quiniral, le Viminal, et sur la rive droite, le Janicule, et plus tard, le Vatican. Primitivement, la ville s'étalait donc sur les sommités de tertres peu élevés, séparés les uns des autres par des vallons boisés et humides, quelques-uns même marécageux, comme le grand Vélabre, entre le Palatin et l'Aventin; le petit Vélabre et le lac Curtius entre le Palatin et le Capitole, etc. Ces lieux furent successivement déboisés et desséchés : le petit Vélabre et le lac sous lesquels fut creusé, au temps de Tarquin l'Ancien, l'égout Cloaca Maxima devint la place du monde la plus célèbre, le forum et les marais de Caprée, qui longeaient le pied des collines de la rive gauche, furent transformés en Champ de Mars que sillonnèrent les voies Triomphale et Flaminia.

Au pied du mont Vatican (de *Vaticinia*, prédictions) où

le temple de l'oracle étrusque fit place à la chapelle de Saint-Anaclet, au-dessus de la grotte des Gladiateurs, cette chapelle à la basilique de Constantin, et cette dernière à la basilique entre toutes la plus grandiose, se trouvaient les bas-fonds du Campus-Vaticanus où surgirent tour à tour le cirque de Néron, dont l'enceinte même, avec son obélisque est entourée aujourd'hui du double portique de Saint-Pierre, l'hippodrome, la villa et les superbes jardins de Domitien, près desquels Adrien voulut avoir, rivalisant avec Auguste, un mausolée devenu depuis le fort Saint-Ange, et l'arc du Campus triumphalis, d'où, après une revue d'honneur, précédé des vaincus et de leurs dépouilles, suivi de l'armée victorieuse, le triomphateur, débouchant par le pont triomphal, s'acheminait, à travers des flots de population, vers le Capitole où l'attendaient les consuls dans le temple de Jupiter.

L'emplacement du grand Vélabre servit à la construction du plus vaste cirque qui ait existé, appelé aussi *Circus Maximus*, où quatre cent mille spectateurs pouvaient successivement assister, tantôt aux courses des chars, tantôt aux joûtes navales, quand, inondée par l'Euripe, l'arène était transformée en naumachie; plus souvent, aux combats sanglants des bêtes féroces et des gladiateurs, d'autres fois, aux tortures des chrétiens quand la main de la persécution, lassée de frapper, allumait les bûchers. Ailleurs, ce furent des théâtres, des jardins, des gymnases, des thermes et une foule de lieux publics, contribuant à l'agrément et à l'hygiène.

Par suite des bouleversements que subit la capitale du monde, les ruines, autant que les souvenirs, se sont accumulées sur la plus grande partie de son périmètre de la rive gauche principalement. Le Septicollis s'est dégarni des temples et des palais qui couronnaient ses têtes ou ornaient ses forums, et Rome moderne s'est tassée au nord, dans la partie la plus basse de la vallée du Tibre, surtout au Champ de Mars et au Bourg, n'occupant guère que le quart de l'enceinte que circonscrivait la vaste ceinture Aurélienne, ressemblant ainsi à un lambeau éraillé, disputé à la faux du temps. A la vérité, par suite de cette concentration des habitations sur les bords du Tibre, quelques rues sont exposées à être inondées lors des débordements extraordinaires, de même que les rues de certains quartiers de Lyon et d'Avignon l'ont été, en 1840, par les débordements de la Saône et du Rhône. Mais à Rome, comme dans ces villes de France, les eaux ne tardent pas à se retirer, elles ne stagnent nulle part en étangs ou en bourbiers, et l'on peut affirmer que le sol y est moins humide qu'à l'époque, où, semé de marais et de bois sacrés, longtemps respectés par la superstition religieuse, la population des anciens Romains croissait sur de rapides et grandes proportions. D'ailleurs, dans ces quartiers très-accidentellement atteints par les grandes crues, on ne voit pas seulement les maisons des gens peu soucieux des règles hygiéniques; loin de là, on y compte, sur l'ancien Champ de Mars les palais Borghèse, Farnèze, Spada, etc.; et, sur la rive droite, le Vatican, le palais Corsini, la Farnesina qu'on croira, sans peine, n'avoir pas été bâtis à plaisir dans des quartiers fangeux.

Nous avons exposé les qualités nuisibles des éléments atmosphériques de la Campagne de Rome; dire que ces éléments sévissent dans l'intérieur de la ville comme à l'extérieur, c'est répéter ce qui n'a besoin de l'être. Le soleil qui darde sur les champs, darde aussi sur les rues et les places; l'humidité qu'il produit par l'évaporation des eaux, surtout à la surface de la Méditerranée, et qui se répand sur la campagne, pénètre aussi dans la ville; comme la campagne, la ville est exposée aussi au rayonnement des nuits, au serein du soir, aux rosées du matin; comme en plein champ, la tramontane vous saisit en ville, où le sirocco étouffe. En un mot, les phénomènes météorologiques, par leur intensité et variabilité d'action, rendent dangereux le climat de Rome, dans la ville comme dans ses environs, pour quiconque brave ses rigueurs, surtout dans la saison des chaleurs. Ainsi s'explique cette particularité bizarre de voir les habitants et même des médecins du centre de la ville, accuser le Transtevère d'insalubrité; ceux du Transtevère, la porte du Peuple; ceux de la porte du Peuple, les

Monts; ceux des Monts, les bords du Tibre, aucun quartier ne voulant posséder la source d'un mal qui est partout.

Phases de l'endémo-épidémie. Nous avons dit que l'endémo-épidémie développait son intensité avec les chaleurs; en voici la preuve : un bataillon de 850 hommes du 36ᵉ a donné, en fiévreux entrés aux hôpitaux, les chiffres ci-après :

1849								1850
En mai.	Juin.	Juillet.	Août.	Septembre.	Octobre.	Novemb.	Décemb.	Janv.
15	21	110	131	130	96	60	38	31

Le 1er bataillon du 66e de ligne a eu pareillement en proportion des chaleurs :

En Mai.	Juin.	Juillet.	Août.	Septembre.	Octobre.
45	62	148	287	300	97

Enfin, pour démontrer que cette progression des fièvres, suivant la progression des chaleurs, était bien un fait général, nous ajouterons les chiffres des entrants fiévreux dans les hôpitaux pour l'armée entière :

1849								1850
Mai.	Juin.	Juillet.	Août.	Septembre.	Octobre.	Novembre	Décembre.	Janv.
232	376	2558	3801	2932	1928	1246	1113	662

Dans les pays chauds, c'est au plus fort des chaleurs qu'il y a le plus de fièvres; l'Afrique et l'Italie l'ont complétement prouvé.

C'est aussi pendant les chaleurs que la mortalité s'élève :

Mai.	Juin.	Juillet.	Août.	Septembre.	Octobre.	Novembre.	Décembre.	Janv.
5	7	84	159	161	149	100	73	43

Après deux mois d'excessives fatigues, trente mille hommes ont dû occuper une ville immense où rien n'était disposé pour les recevoir. Il n'y avait pas de casernes, et l'on ne pouvait songer à loger chez l'habitant; du reste, les circonstances critiques où l'on se trouvait exigèrent tout d'abord des bivouacs permanents sur les places, dans les cours des principaux édifices ; de sorte que la première quinzaine fut ainsi passée, on pourrait dire sous les armes, en piquets, en gardes, en patrouilles, pendant qu'un certain nombre d'hommes étaient employés à des travaux d'installation et de déblai au milieu des décombres et des barricades. Graduellement, les galeries, les couloirs des palais et des couvents furent mis à contribution ; mais là encore, il n'y avait que des dalles pour se coucher. Ces vastes corridors, transformés en casernes, semblaient très-convenables pour s'abriter du soleil, mais ouverts à tout vent pour la plupart, ils ne tardèrent pas à nous montrer leur mauvais côté. Les hommes, si imprudents du reste, malgré les recommandations incessantes qui leur sont adressées, revenant des corvées, des gardes, des piquets, des exercices des grandes manœuvres, des travaux, en un mot, de toutes les courses nombreuses et le plus souvent très-longues que nécessitait le service, rentraient ayant chaud; ils se refroidissaient, sous l'influence des courants d'air vers le soir, pour avoir véritablement froid le matin, et cela se traduisait par un nombre désolant de fièvres de tous types, pendant les premiers mois que dura cet état de choses.

Les troupes se composaient de corps ayant été en Afrique, et d'autres qui venaient de quitter la France pour la première fois. Ainsi, les dragons (11e) ont été cruellement maltraités, tandis que les chasseurs à cheval (1er), rentrés d'Afrique depuis dix mois seulement, ont relativement moins souffert. Nous disons relativement, car tous les corps, même ceux qui avaient séjourné en Afrique, ont eu considérablement de fiévreux. Ainsi, le 36e a compté plus d'entrants aux hôpitaux de Rome, en juillet, août et septembre 1849, que dans les mois correspondants de 1848, à Bougie, l'une des garnisons les plus mauvaises du littoral de l'Algérie. Au reste, même en temps ordinaire, le cinquième des troupes romaines a la fièvre à la saison des chaleurs. A cette époque, l'hôpital Saint-Esprit a six fois plus de malades qu'aux autres saisons, et, sur la fin de l'été, on compte les travailleurs de la Campagne qui n'ont pas eu la fièvre.

Les quartiers de la ville, réputés plus salubres, ont-ils préservé notablement ceux qui les habitent? Non, car les dragons étaient au quartier du Quirinal dans un vaste bâtiment convenablement transformé en caserne (le palais Barberini). Or, les dragons ont plus souffert que les chasseurs, éparpillés et mal logés, surtout du côté de la porte du Peuple, point réputé un des moins salubres.

De deux régiments rentrés d'Afrique et ayant été dans les mêmes conditions avant, durant et après le siége, celui qui a été caserné le plus loin, et qui a eu à faire les courses les plus longues et les plus pénibles, a compté le plus de malades. Ainsi, le 13e léger, quoique rentré d'Afrique avant nous, ayant dû perdre par conséquent un peu plus sous le rapport de l'acclimatement, a eu moins de malades que le 36e qui était relégué au fond du Transtevère, en aval de Rome, et qui allait, pour les distributions de vivres, à l'extrémité nord de la ville, à la porte du Peuple, et bien au delà lors des grandes manœuvres. Par la même raison, dans un même régiment, les hommes qui, par la nature de leurs fonctions, étaient le moins exposés aux grosses fatigues, fournissaient le moins de malades. Nous en avons tous les jours une preuve manifeste dans la section hors rang, composée des ouvriers, des musiciens, des sapeurs, qui, formant un effectif presque aussi considérable qu'une compagnie, ont à peine fourni quelques malades dans le cours de l'été.

De tous les régiments, le 66e de ligne a le plus souffert, et cela, parce qu'il avait contre lui trois circonstances majeures : 1° il n'était point allé en Afrique, ou du moins, les hommes, actuellement présents, n'y étaient pas allés ; 2° il était de ceux qui avaient subi les fatigues de la tranchée ; 3° relégué d'abord sur l'Aventin, point culminant, pénible à gravir, et en butte aux courants aériens, il était, de tous les régiments, le plus éloigné des lieux de réunion pour toutes les exigences du service. Aussi, sur près de mille hommes restés présents dans ce régiment, il nous est arrivé d'en visiter 95 dans un jour, et d'en envoyer 35 aux hôpitaux. Au 21 octobre, la compagnie de grenadiers du 2e bataillon comptait 60 hommes à l'hôpital et 40 à la caserne, dont 27 seulement pouvant faire le service. Si des hommes de choix, anciens soldats, donnaient tant de malades, on comprendra comment, dans une compagnie du centre, la 6e du 1er bataillon, il ne restait, en octobre, que deux hommes n'ayant pas encore été envoyés à l'hôpital. Enfin, à la même époque, on comptait, dans les hôpitaux de Rome, près de 800 hommes du 66e, c'est-à-dire la moitié de l'effectif venu en Italie.

Peut-être dira-t-on : le 66e a d'autant plus souffert qu'il a été plus exposé aux émanations qu'ont dû fournir les remuements de terre à la tranchée. Si là avait été la source du mal, pourquoi le 36e, qui a partagé les mêmes travaux, n'a-t-il pas eu autant de malades? Pourquoi surtout le 13e léger en a-t-il eu moins encore que le 36e ? Pourquoi, enfin le 11e dragons, dont la mission n'a pas été de venir creuser des parallèles, a-t-il eu plus de malades que le 13e léger, que le 36e ?

La période ascendante de l'endémo-épidémie s'est arrêtée à celle des chaleurs dont elle a suivi les phases, comme en Afrique. Puis, à mesure que la chaleur a perdu de son élévation, la période de déclin de l'épidémie s'est manifestée pour marcher aussi vite que celle de la température. C'est ce qu'indiquent les mouvements cités plus haut, où nous avons vu le chiffre des entrants aux hôpitaux, s'élevant, pour 36e:

En août, à.	131	malades ;
Et à.	130,	en septembre ;
Tomber successivement, à. . . .	96,	en octobre ;
	60,	en novembre ;
	38,	en décembre ;
	31,	en janvier.

Notons encore qu'à la saison froide les cas de première invasion devenant de plus en plus rares, au point de constituer l'exception, les récidives étaient d'autant plus fréquentes; car rien n'est plus à redouter pour un convalescent que les refroidissements.

A mesure que nous nous éloignions de l'été, le nombre des malades diminuait; ainsi, le nombre des admissions à l'hôpital, qui était de 3,801 en août, tombait :

à 2,932, en septembre;
1,828, en octobre;
1,216, en novembre;
1,113, en décembre;
662, en janvier.

On aurait pu penser qu'avec la saison froide nous viendraient les maladies inflammatoires, telles que les pleurites, les pneumonies, les rhumatismes aigus, etc. Ces affections ont été très-rares; à peine en avons-nous eu quelques cas nécessitant l'entrée à l'hôpital.

Aussi, en hiver, la visite dans les corps de troupe s'est-elle réduite à quelques écloppés, atteints parfois de fièvres erratiques; les hôpitaux se sont largement dégarnis.

Les premières ardeurs du printemps commencent à donner lieu à une certaine récrudescence dans le mouvement des entrants aux hôpitaux :

Ainsi, de.	31	entrants	en janvier,
Et	41	»	en février,
Nous sommes arrivés à	50	»	en mars,
A.	55	»	en avril,

Presque tous étaient atteints de fièvres récidivées, ce qui est loin d'être un argument en faveur de l'acclimatement pris dans un sens absolu, et nous autorise à craindre que, malgré toute la sollicitude dont les troupes peuvent être l'objet, elles n'aient encore un rude tribut à payer à la saison endémo-épidémique prochaine.

Pathologie. Nous dirons que toutes les fièvres par nous observées peuvent se grouper dans les deux catégories suivantes : 1° Les fièvres intermittentes simples de tous les types, de première invasion ou récidivées; 2° les fièvres rémittentes de toute espèce et de toute forme, bilieuses, soporeuses, pétéchiales, etc.

Les fièvres intermittentes ont dominé de beaucoup, en

toute saison, sur les fièvres rémittentes. Celles-ci n'ont guère sévi avec intensité que du 15 juin au 15 septembre, c'est-à-dire aux plus fortes chaleurs, durant lesquelles nous avons compté aussi le plus grand nombre d'accès pernicieux. En automne et en hiver, les fièvres intermittentes seules ont régné, et le plus souvent comme récidivées, les accès de première invasion ne devenant plus que l'exception. Au printemps, les quotidiennes l'emportaient sur les tierces; les quartes étaient inconnues; en hiver et en automne, les quotidiennes étaient moins fréquentes que les tierces, et les quartes étaient nombreuses et surtout très-rebelles.

En évaluant, pour une période de douze mois, les fièvres intermittentes à 100, le nombre des fièvres intermittentes récidivées s'élève à 50, celui des fièvres rémittentes à 40. Enfin, la somme totale des fièvres a été seize fois plus considérable que la somme des autres affections internes réunies, ce qui prouve à quel point l'élément intermittent domine dans la pathologie romaine. Les symptômes propres à chaque type ont été ce qu'ils sont dans les pays chauds. La gastricité et la céphalalgie ont été deux caractères dominants dans les fièvres intermittentes. Eût-il fallu en conclure que les évacuants et les antiphlogistiques devaient toujours précéder l'administration du sulfate de quinine? La pratique ne confirmait pas cette manière de voir; à part quelques cas, où un vomitif ou un léger purgatif étaient plus particulièrement indiqués, il était remarquable de voir avec quelle promptitude, à mesure que le sulfate de quinine produisait son effet, l'état saburral de la langue disparaissait. Il en était de même de la céphalalgie, qui réclamait bien plus une médication antipériodique que des déplétions sanguines si rarement indiquées en pareil cas.

Les symptômes céphaliques se sont aussi montrés très-prononcés dans les fièvres rémittentes. Au début surtout, une céphalalgie intense, un pouls accéléré, l'état vultueux de la face, paraissaient des indications de recourir aux émissions sanguines. Rendu circonspect par ce que l'Afrique nous avait montré, nous n'avons vu là, le plus souvent, qu'un orgasme inflammatoire, une pléthore factice qu'il était d'ordinaire prudent de respecter. C'est qu'en effet, cette tension, cette turgescence, amendée d'abord par le repos, la diète, les boissons tempérantes, tombait, comme par enchantement, dès que l'action de l'antipériodique se manifestait. Il était même remarquable de voir dans quel état de pâleur terne se trouvaient ceux qui, la veille ou l'avant-veille, paraissaient si éminemment sanguins.

Des éruptions herpétiques, principalement au printemps et en été, se sont développées, rarement au tronc, plus souvent à la face, très-fréquemment aux lèvres, particulièrement chez des hommes atteints de fièvres intermittentes simples. Aussi, l'apparition de l'herpès labialis était-elle toujours, à nos yeux, un signe de bénignité. Fréquemment aussi, l'urticaire s'est développée sur le tronc et les membres des fébricitants. Cette éruption exanthémateuse a le plus souvent été symptomatique de fièvres intermittentes nettement caractérisées et suivant un cours régulier. Ce n'est qu'exceptionnellement qu'elle est apparue dans les cas de fièvres rémittentes. En somme, l'urticaire a été bien plus un symptôme rassurant qu'inquiétant. L'éruption miliaire a plus spécialement accompagné un certain nombre de fièvres rémittentes, mais plutôt comme crise de bon augure que comme complication fâcheuse, car nous n'avons vu aucun des cas qui l'ont offerte tourner aux accès pernicieux.

L'ictère s'est présenté dans quelques cas de fièvres intermittentes, plus souvent dans les fièvres rémittentes; mais un grand nombre d'hommes ont eu des ictères simples, coïncidant seulement avec un embarras gastrique et cédant au repos, à un régime modéré et à la limonade. Rarement on rencontre des cas avec symptômes plus prononcés, douleur à l'hypochondre droit et mouvement fébrile, indiquant l'existence d'une gastro-hépatite dont le plus souvent les boissons tempérantes, quelques applications de sangsues et les minoratifs, principalement le calomel, font prompte justice. Aussi, après les investigations multipliées auxquelles nous nous sommes livré de ce côté, sommes-nous amené à conclure que l'hépatite, en tant qu'idiopathique et primitive, est pour le moins ici très-rare. Au contraire, elle est, de même qu'en Afrique, fréquente comme complication ou effet des fièvres rémittentes pernicieuses. Mais alors les altérations de volume, de consistance, de couleur du foie, les abcès qui se forment dans sa substance, rentrent dans la catégorie de toutes les autres lésions organiques consécutives, comme l'hypertrophie, le ramollissement, la déchirure de la rate, les plaques gangréneuses de l'estomac, les épanchements séro-purulents des enveloppes cérébro-rachidiennes.

Entre tous les épiphénomènes des fièvres rémittentes, les pétéchies sont les plus graves, car elles se lient à peu près exclusivement à l'apparition des accès pernicieux. Elles se développent, en effet, alors que l'affection a fait des progrès inquiétants, et qu'à la rémission succèdent les paroxysmes avec délire, coma vigil, soubresauts des tendons, sueurs visqueuses, altération profonde du facies, fuliginosités de la bouche et pulvérulence des narines; de telle sorte que, n'étaient les antécédents et surtout la rapidité de la marche de la maladie, on croirait, sans hésiter, avoir affaire à une fièvre typhoïde à son summum d'intensité. On doit être très-circonspect dans le diagnostic en pareil cas; d'une part, en perdant de vue la nature pernicieuse de l'affection, on pourrait s'exposer à négliger la seule ressource qui puisse rester, l'emploi de l'antipériodique, *bien qu'il ne soit pas toujours, il s'en faut, une arme infaillible.* D'autre part, en triomphant de ces prétendues fièvres typhoïdes au moyen du sulfate de quinine, on serait conduit à signaler comme très-efficace, dans l'entérite folliculeuse, un médicament qui, dans les essais tentés, n'a pas répondu aux espérances qu'on en avait conçues. On devra, dans les cas à issue funeste, lorsqu'il a pu rester du doute sur la nature de la maladie, procéder minutieusement à la vérification nécroscopique. Jamais, dans le cas de fièvre pernicieuse pétéchiale, on ne trouvera, dans le voisinage de la valvule iléo-cœcale, les ulcérations caractéristiques de la fièvre typhoïde. Est-ce à dire que la fièvre typhoïde ait été inconnue dans les hôpitaux de Rome? Nous ne le pensons pas, mais nous laissons à ceux de nos confrères qui ont par devers eux des documents irrécusables sur ce point d'établir dans quelles limites.

Tel est le tableau restreint où s'encadre la physionomie pathologique de l'endémo-épidémie, et dans lequel la dyssenterie n'est apparue que reléguée dans un plan éloigné. Souvent consécutive à la diarrhée, elle ne s'est guère manifestée que de juin en septembre, et sans trop de malignité. Précédés d'une application de sangsues, les opiacés, l'ipécacuanha comme vomitif ou en bols associé au calomel, le sulfate de soude à doses légères, ont été assez généralement des agents efficaces contre cette affection qui, comme partout, devient rebelle si l'on ne prévient son passage à l'état chronique.

Nous n'avons pas eu de cas de choléra; ses menaces se sont arrêtées à Civita-Vecchia. Il y a lieu de se demander s'il réserve sa visite à Rome pour l'été de 1850, un an après avoir quitté la France, comme il advint en 1837.

L'endémo-épidémie ayant cessé, elle ne nous a guère légué que quelques fièvres récidivées, cédant et se reproduisant avec une égale facilité, et constituant ces fièvres rebelles qui font le désespoir du malade plus encore que du médecin. A la fin de l'automne et en hiver, saisons pendant lesquelles des bronchites, des angines, des pleurodynies, quelques rhumatismes aigus, des pleurites, quelques pneumonies, nous ont démontré la possibilité des affections inflammatoires, la lancette reprenait ses droits. Cependant, on ne devait point en abuser, car l'état inflammatoire plastique du sang a semblé, en hiver, se ressentir encore de l'état de diffluence qu'il avait subi en été. Aussi peut-on dire que, s'il n'y a pas antagonisme complet entre ces deux états pathologiques, exclusion de l'un par l'autre, le génie de la constitution endémo-épidémique exerce du moins une notable influence sur la nature des autres affections dans un climat qui ne se rapproche des pays froids qu'après d'excessives chaleurs.

Les points de contact qu'à chaque pas nous avons trouvés entre le climat de Rome et le climat de l'Algérie nous a presque conduit à en faire le parallèle dans le cours de ce travail, de telle sorte qu'il est naturel actuellement de se demander lequel des deux est le plus inclément? Eu égard à la proportion des hommes atteints, et tenant compte des circonstances exceptionnelles dans lesquelles s'est trouvée ici l'armée française, nous dirons que la Campagne de Rome est au moins aussi insalubre que les plus mauvais postes de l'Algérie.

La preuve, c'est que le même bataillon du 36e, donnant à Bougie, en juin, juillet, août, septembre, octobre 1848, 487 fiévreux entrés à l'hôpital, en a donné, dans la même période, à Rome, en 1848, 503 (sans parler des nombreux malades qui ont pu être traités sous la tente ou à la chambre); un bataillon de 800 hommes, du 66e, a donné 994 fiévreux: c'est-à-dire que, dans ces cinq mois seulement, il a eu, vu les rechutes, plus d'entrants aux hôpitaux que d'hommes à l'effectif.

Quant à la question de léthalité, nous arrivons à la même conclusion. Ainsi, en Afrique, où cependant la dyssenterie, sévissant davantage, augmente d'autant le chiffre de la mortalité, la moyenne générale, pour les années de 1845, 46, 47 réunies, n'est que de 5 p. 100; elle aurait été à Rome, d'après les chiffres donnés plus haut, de 5 1/3 p. 100. Le 66e, en particulier, que nous avons dit s'être trouvé dans les conditions les plus défavorables, a surtout essuyé des pertes excessives. Une compagnie de grenadiers, par exemple, sur un effectif de 113 hommes, en a perdu 32 dans la saison endémo-épidémique, c'est-à-dire cinq fois plus que la moyenne générale.

IMPRIMERIE DE COSSE ET J. DUMAINE,
R. CHRISTINE, 2.

www.ingramcontent.com/pod-product-compliance
Ingram Content Group UK Ltd.
Pitfield, Milton Keynes, MK11 3LW, UK
UKHW020515230726
13925UKWH00005B/2172

9 782014 046557